LES VERS & LES VERMIFUGES

OÙ

CE QUE SONT LES VERS INTESTINAUX

ET MOYENS DE LES EXPULSER

PAR

LE DR GRÉGOIRE

..... Entre nos ennemis,
Les plus à craindre sont souvent les plus petits.
LA FONTAINE.

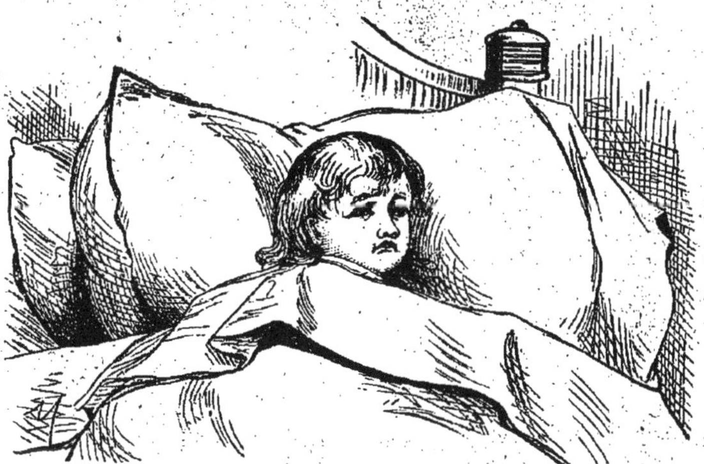

PREMIÈRE ÉDITION

PARIS
IMPRIMERIE BOULLAY
9, COUR DES MIRACLES
—
1894

PRIX : UN FRANC

LES VERS ET LES VERMIFUGES

OU

CE QUE SONT LES VERS INTESTINAUX

ET MOYENS DE LES EXPULSER

LES VERS & LES VERMIFUGES

OU

CE QUE SONT LES VERS INTESTINAUX

ET MOYENS DE LES EXPULSER

PAR

LE Dᴿ GRÉGOIRE

..... Entre nos ennemis,
Les plus à craindre sont souvent les plus petits.
LA FONTAINE.

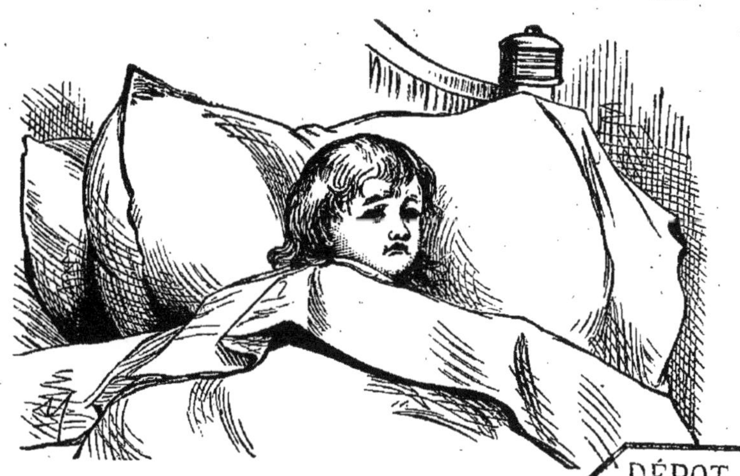

PREMIÈRE ÉDITION

PARIS

IMPRIMERIE BOULLAY

9, COUR DES MIRACLES

1894

Tous droits de traduction et de reproduction réservés.

AVANT-PROPOS

L'avenir des enfants est l'ouvrage des mères.

(NAPOLÉON).

En livrant à la publicité ce petit opuscule, nous n'avons qu'un seul but : Être utile à la jeune mère qui veut garder près d'elle ses enfants au lieu de les confier à des soins mercenaires et la mettre en garde contre les pernicieux conseils de gens aussi bien intentionnés qu'ils sont peu éclairés.

Les vers intestinaux tiennent une place énorme dans l'esprit du peuple. N'en vouloir voir nulle part serait un *tort*, en voir partout, en est un autre. Nous croyons que le meilleur moyen de trancher la question est d'attaquer l'ennemi de front : de le décrire, de parler des ravages qu'il cause et d'indiquer, enfin, les moyens les plus simples et les plus efficaces pour le combattre avec succès.

Le plan de ce petit ouvrage se trouve ainsi tout tracé :

La première partie comprend la description des *vers* que l'on rencontre le plus fréquemment chez les enfants (avec figures explicatives).

La deuxième partie traite des troubles occasionnés par ces *hôtes* incommodes et dangereux et les symptômes auxquels on reconnaît leur présence.

Nous avons réservé *la troisième partie* aux traitements scientifiques et aux remèdes populaires pouvant amener promptement et sûrement l'expulsion des *vers*.

On trouvera enfin, comme *appendice*, l'hygiène concernant les enfants atteints de *vers intestinaux*.

Puisse ce petit livre devenir le guide et le conseiller des jeunes mères auxquelles nous le recommandons avec l'autorité que peuvent donner à un père de famille, douze années de pratique médicale, et qui s'est adonné tout spécialement à l'étude des Maladies des Enfants.

L'enfant est l'avenir de la société et de la Patrie; aussi, devons-nous tout mettre en œuvre pour lui conserver la santé ! Luttons pied à pied avec intelligence contre ces ennemis de l'enfance, ces ennemis de tous les jours que l'on nomme : *les vers !*

L'Auteur.

Janvier 1894.

PREMIÈRE PARTIE

Description des vers que l'on rencontre le plus fréquemment chez les enfants.

L'*Ascaride lombricoïde* et l'*Oxyure vermiculaire* sont les *vers* que l'on observe le plus ordinairement chez l'enfant. Nous décrirons tout d'abord ces deux vers que tout le monde connaît. Nous parlerons ensuite du *tenia solium* qu'un auteur dit avoir rencontré même chez un enfant de dix mois. C'est depuis que l'usage de la viande crue s'est généralisé dans la thérapeutique de l'enfance que ce *ver* est devenu plus fréquent.

1° Ascarides Lombricoïdes.

L'Ascaride lombricoïde (Voir fig. page 9) est aussi connu sous le nom de *strongle* ou de *lombric*. C'est un annélide de l'ordre des nématodes et de la famille des *Ascaridiens*.

Il est cylindrique, rougeâtre ou gris-blanc, présente transversalement des stries ainsi que quatre lignes longitudinales opposées deux à deux. La tête n'est pas distincte du corps, elle est munie d'une bouche entourée de trois valves convexes. Il existe un mâle et une femelle. Le mâle a une longueur variant entre quinze et vingt centimètres ; la femelle peut atteindre vingt-cinq et vingt-huit centimètres. Ce sont ces sveltes et gracieuses créatures qui sont rendues si souvent et dont la vue impressionne si désagréablement nos enfants. Les mâles se rencontrent moins souvent. On en trouve généralement un pour trois ou quatre femelles. Nous n'intéresserions que médiocrement nos lectrices en leur décrivant les différences de structure des deux sexes des ascarides. Aussi, ne dirons-nous qu'à titre de curiosité que la femelle pond annuellement un nombre d'œufs qui a été évalué à *cinquante ou soixante millions*. Ces œufs ne se développent que longtemps après la ponte, par conséquent, après avoir été expulsés du corps de l'enfant.

Jamais deux générations de *lombrics* ne se succèdent chez le même individu.

Voyons, maintenant, comment les œufs de *lombrics* s'introduisent dans le corps humain.

C'est presque toujours *l'eau* qui leur sert de véhicule. Les rivières, à Paris, comme ailleurs, reçoivent, malheureusement, presque toujours l'eau des égouts si fertile en déchets organiques ; les puits servent trop souvent de déversoirs aux eaux de pluie qui, sur leur passage, ont délayé des excréments contenant quantité notable de ces œufs. Comprend-on alors la facilité d'ingérer de ces parasites, qui, ensuite, se développent dans un milieu propice, à une chaleur bien faite pour favoriser leur éclosion ?

Jeunes mères, apportez donc toute votre attention à l'eau que vous faites boire à vos enfants ; nous ne sommes pas fanatique partisan de l'eau bouillie que l'on préconise tant depuis le choléra, parce qu'elle est privée d'air et que son goût est très désagréable ; mais, à notre époque de progrès à outrance, nous sommes forcé de reconnaître que pas un ménage ne devrait être dépourvu d'un filtre

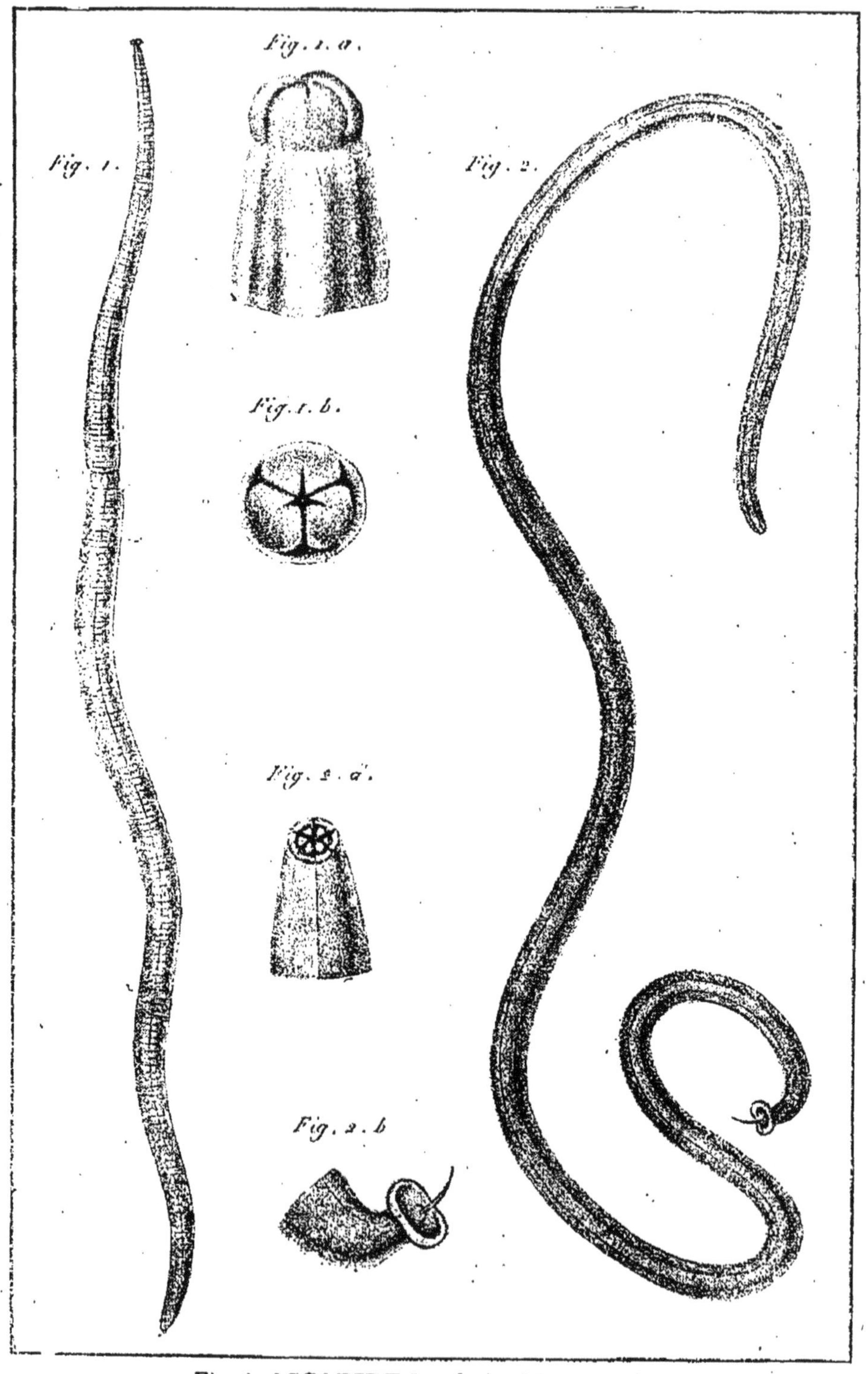

Fig. 1. ASCARIDE lombricoïde femelle.
Fig. 1 a. Tête vue de profil. — *Fig. 1 b.* La même, vue de face.
Fig 2. **STRONGLE géant.** — *Fig. 2 a.* La tête. — *Fig. 2 b.* L'extrémité inférieure.

bien conditionné qui peut empêcher l'ingestion des œufs.

Il est à remarquer que les *Ascarides lombricoïdes* ne se développent pas indifféremment chez tous les enfants. Il est certaines conditions de santé, de tempérament, d'âge, qui paraissent presque indispensables à leur existence. Ainsi la seconde enfance est plus sujette à ces *vers* que ne l'est la première enfance. On ne voit guère d'enfants rendre des *lombrics* avant l'âge de deux ou trois ans, les exemples en sont très rares.

Nous parlerons plus loin des *vers consommés*, dont s'effraient tant de mères. Ne vous arrêtez pas à ces histoires, Mesdames, nous vous le répétons, un enfant de quelques mois, d'un an, n'expulsera qu'exceptionnellement un ou plusieurs *lombrics ;* ce fait est attribuable, selon nous, à son mode d'alimentation.

Les filles sont, en général, plus sujettes que les garçons aux affections vermineuses, et l'on voit l'ascaride se développer de préférence chez les enfants lymphatiques, scrofuleux, faibles, chétifs et recevant une mauvaise nourriture. On a remarqué, de même, que la *race noire* y est beaucoup plus prédisposée que la race blanche.

Ces vers se rencontrent sous tous les climats ; ils n'ont pas de nationalité et font autant de ravages sous les tropiques qu'en Suède ou en Norwège.

Au printemps, lors des pluies abondantes, ils sont beaucoup plus fréquents, ce qui confirme les raisons que nous avons invoquées en parlant des rivières et des puits.

C'est dans l'intestin grêle que se rencontrent ordinairement les *ascarides lombricoïdes*. On les trouve aussi dans d'autres organes, comme nous allons le voir, mais ils sont, de leur naturel, très voyageurs, et il ne faut voir là qu'une simple émigration de leur part.

Il est rare de constater leur présence dans le gros intestin ou dans l'estomac, et, quand ils y pénètrent, ils en sont vite expulsés.

On a vu de ces vers pénétrer dans l'œsophage, le pharynx, et sortir par la bouche des enfants. On cite des cas exceptionnels : des lombrics sont allés visiter les narines, les voies lacrymales, les oreilles, les voies respiratoires ; mais, selon nous, ils n'ont dû accomplir ces lointaines pérégrinations qu'après la mort des enfants habités par ces vers.

Abcès vermineux. — Disons, pour terminer enfin, que les *ascarides lombricoïdes* pénètrent parfois dans les parois du ventre, formant de véritables abcès qui ont reçu le nom d'*abcès vermineux*.

Puisque nous avons parlé du nombre d'œufs phénoménal pondus par la femelle de ces intéressants parasites, nous ajouterons que le nombre des *ascarides* renfermés dans l'organisme est très variable.

Dans l'intestin, c'est à peine si on en rencontre, en même temps, plus de six à huit. Cependant, dans certains cas, ce nombre est beaucoup plus élevé. Un auteur va jusqu'à raconter le fait d'un enfant qui, en moins de cinq mois, aurait rendu plus de *deux mille vers !* Lorsque, dans ces cas exceptionnels, l'enfant a succombé et qu'on a fait l'autopsie, on a constaté que l'intestin était rempli, jusqu'à en être distendu, par de gros pelotons de *vers*.

Pour ne pas ajouter au lugubre de ces détails, nous vous dirons, Mesdames, que, quoique les *vers* se trouvent parfois en grand nombre dans les intestins de vos enfants, ils n'y causent pas de *lésions appréciables*. A peine remarque-t-on un peu d'inflammation intestinale; mais les péritonites ne sont pas à redouter, comme on l'a dit, du moins, dans la très grande majorité des cas. Ne craignez donc plus que les *vers* percent les intestins de vos enfants. S'ils trouvaient un endroit perforé, à la suite d'une maladie de l'intestin, ils profiteraient, sans doute, de cette porte de sortie, mais ils ne la créeront pas eux-même. Ils se trouvent, hélas ! trop bien où ils sont pour désirer en sortir ; et lorsqu'on les verra émigrer du côté du péritoine ou ailleurs, c'est que, l'enfant étant mort, ils ne goûteront que médiocrement le refroidissement du milieu dans lequel ils se trouvaient heureux.

2° **Oxyures vermiculaires.**

L'*oxyure vermiculaire* est aussi un annélide de l'ordre des nématodes, famille des ascaridiens. Son corps, cyclindrique, est de couleur blanche ; sa tête est pourvue de deux renflements latéraux vésiculeux et d'une bouche qui devient triangulaire lorsqu'elle est saillante (Voir fig. page 15). Nous n'avons plus affaire à un géant, mais à un nain, car ce nématoïde est long de $2^{m}/^{m}5$ à $3^{m}/^{m}4$ pour les mâles, qui sont très rares, peut-être à cause de ces proportions minuscules qui les dérobent aux regards. Les femelles, là encore, sont beaucoup plus longues, car elles atteignent 9 et 10 millimètres.

Les *oxyures*, qu'il nous a été souvent donné d'examiner dans des conditions normales, sont doués d'une très grande vivacité, tandis que les *ascarides lombricoïdes* ne sont guère vus qu'à l'état inerte, soit qu'ils soient rejetés naturellement, soit qu'on les examine sur le cadavre déjà froid. Ces vers se développent souvent chez les enfants en nombre très considérable ; ils habitent le gros intestin et particulièrement sa portion terminale : *le rectum*. On ne les a presque jamais rencontrés dans l'intestin grêle.

Le développement et les migrations de ces vers sont inconnus ; il est possible que leur propagation ait lieu sur place, c'est-à-dire que leurs œufs se développent là où vivent les parents. Des observations portent également à admettre qu'un enfant peut être atteint de ce parasite par la cohabitation avec un individu qui en est affecté. Ces vers se trouvant, à l'état normal, presque à l'extérieur du corps humain, — nous l'avons dit, — surtout dans le *rectum* et même entre les plis de la marge de l'anus, il est aisé de comprendre qu'ils puissent facilement se transmettre d'individu à individu, soit par des échanges de vêtements, soit — et c'est ce qui a lieu le plus ordinairement — en *partageant le même lit*. Dans ce dernier cas, les circonstances sont d'autant plus favorables que les *oxyures* sont surtout très actifs le soir, ce qu'indiquent péremptoirement les démangeaisons incommodes ressen-

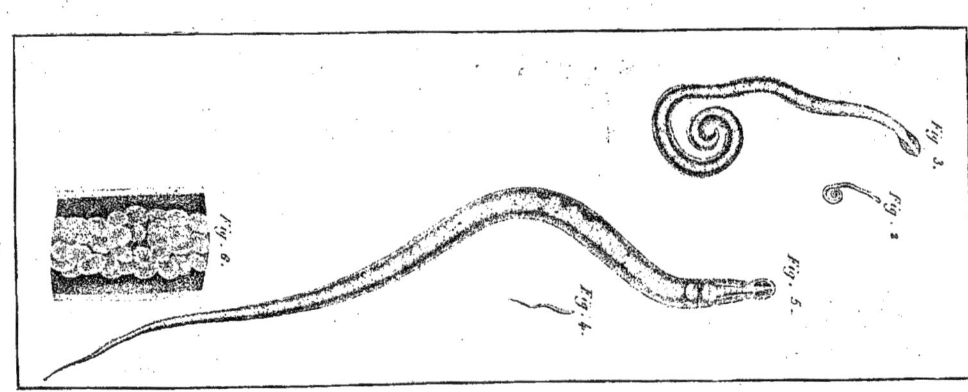

2. OXYURE MALE (Oxyurus vermicularis *Brem***)**
3. Le même grossi. — 4. Oxyure femelle. — 5. Le même grossi. — 6. Portion du corps très grossie.

ties à cet instant de la journée par les petits enfants, douleurs provoquées, sans nul doute, par les mouvements incessants de ces minuscules *vers*.

Le soir, disons-nous, ils sortent par l'anus des enfants et se répandent sur ses replis, ainsi que sur les parties avoisinantes; ils arrivent même, quelquefois, jusqu'à la vulve des petites filles et le prurit intense qu'ils y occasionnent peut devenir la cause de funestes habitudes. — Les migrations de ces petits *vers* ne s'étendent jamais bien loin sur les parties sèches de la peau, car ils ne pourraient s'y mouvoir à l'aise, et, nous l'avons dit, ce qu'il leur faut : c'est du mouvement.

La femelle de l'*oxyure vermiculaire* dépose, dans le voisinage de l'anus et dans le rectum, un grand nombre d'œufs, mais il est à présumer que ces œufs ne se développent jamais *sur place,* bien que la malpropreté de certains enfants desquels les mères ne s'occupent pas, fasse que l'éclosion de ces œufs ne serait entravée en rien. Entraînés, très probablement, par les matières fécales qui se dessèchent, ils se répandent dans l'atmosphère sous forme de poussière qui, tombant sur des fruits, des légumes, qui sont mangés *crus*, les réintroduisent intacts dans le canal intestinal de l'enfant. C'est là une théorie, il y en a peut-être de meilleures.

Ces explications seront sans doute trouvées un peu réalistes par les personnes qui nous liront par simple curiosité. Ceci est regrettable. Mais, nous ne nous adressons, nous l'avons dit en commençant, qu'aux mères de famille et pour elles, si elles veulent s'instruire, tous ces détails ont leur utilité.

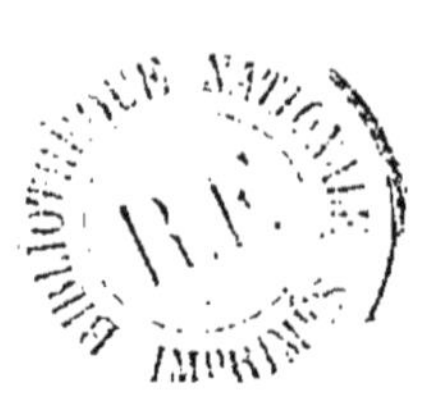

Ces petits *oxyures* se nourrissent de matiéres fécales. Ce sont eux qui fourmillent, qui pullulent sur les matiéres des enfants qui se plaignent de *démangeaisons au fondement* et ce n'est souvent que leur présence sur les déjections des enfants qui décident les parents à prendre la détermination de les détruire.

On observe les *oxyures vermiculaires* tout aussi souvent que les *ascarides lombricoïdes*. Eux aussi existent dans tous les pays, mais ils semblent être bien plus abondants au printemps et en automne que dans les autres saisons.

3° **Ver solitaire.**

Nous voici arrivé à la description du troisième genre de vers que nous avons mentionné. De ce dernier, nous dirons peu de choses; il concerne, le plus souvent les adultes; mais, comme on le rencontre parfois chez l'enfant, nous ne pouvons lui refuser une petite place.

Le *tœnia solium*, que nous prendrons pour type, est celui que l'on rencontre le plus habituellement, du moins, en France.

Dans son ensemble, le *ver solitaire* se présente sous la forme d'une sorte de ruban long, large en arrière, très atténué antérieurement, se renflant en un petit bouton terminal auquel on donne le nom de *tête,* et partagé en anneaux dans la portion élargie ou *corps*. Entre la tête et le corps se trouve une partie qui se fond insensiblement avec ce dernier, mais où les anneaux ne sont pas distincts; on lui donne le nom de *cou*. (Voir fig. page 19.)

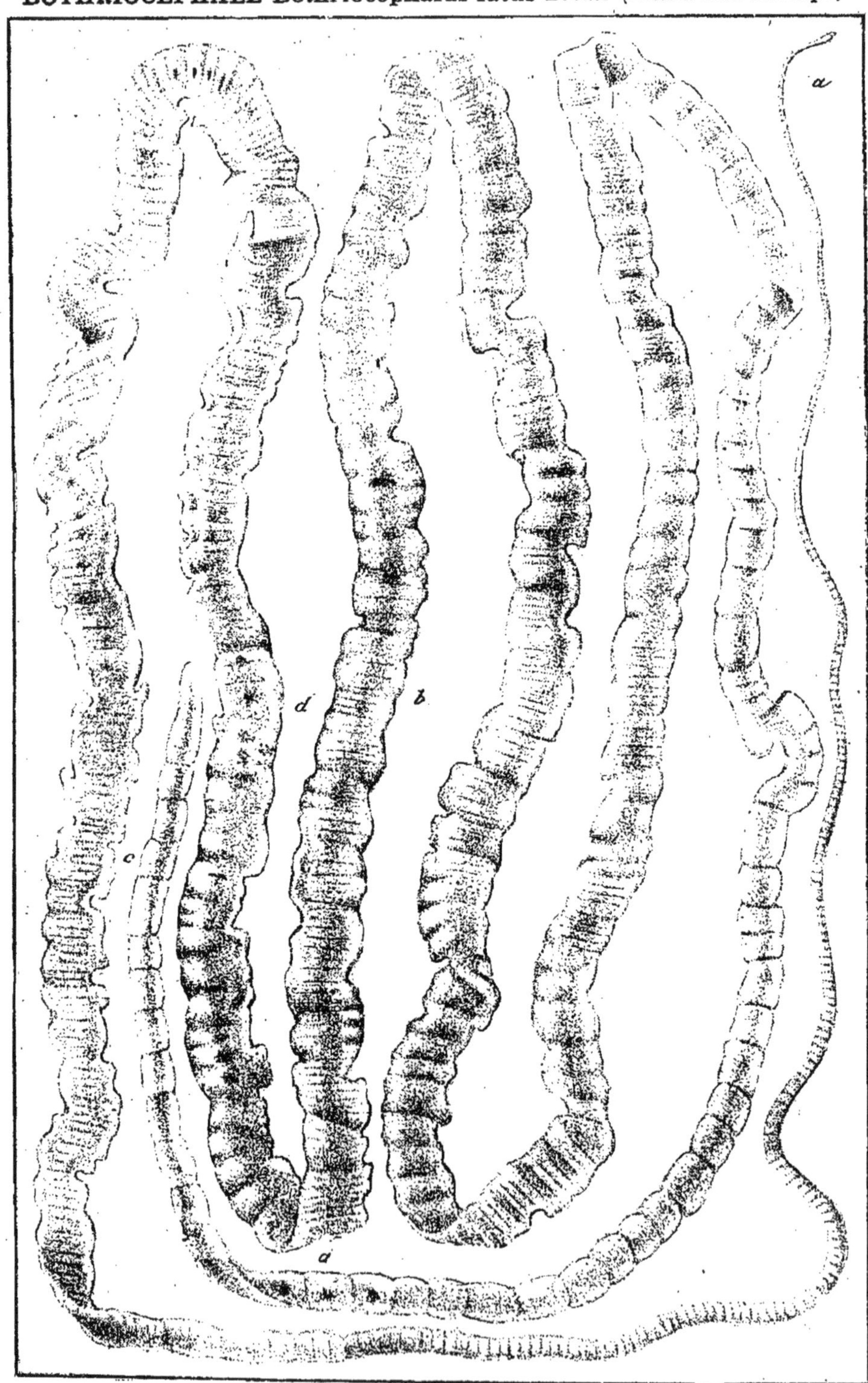

a. Tête. — b. Corps. — c. Queue. — d. Organes reproducteurs.

Bien que, dans la partie moyenne de ce *ver*, les articulations soient nettement accusées, on observe, cependant, que les anneaux sont d'autant plus faiblement unis entre eux qu'ils sont plus postérieurs. Tout à fait en arrière, ils se séparent même spontanément les uns des autres.

Ce sont eux qui sont évacués par les malades et qu'on a désignés sous le nom de *cucurbitaires*, de leur ressemblance avec des graines de courge.

On remarque sur chaque anneau, sur l'un des bords, une cupule à bords saillants, là où aboutissent les orifices des organes reproducteurs, organes très importants qui remplissent à peu près tout l'anneau. (Voir fig. page 19.)

Il y a mâle et femelle chez ces *vers* comme chez les précédents, mais nous n'insisterons pas davantage et terminerons cette description en disant que les œufs du *ténia* affectent la forme sphérique, avec une enveloppe épaisse, quelquefois double; dans son intérieur se trouve l'embryon du nouveau ver.

La *tête*, qu'il est difficile de reconnaître, à cause de sa petitesse relative, est pourvue d'une douzaine de crochets qui lui servent à se fixer à la muqueuse de l'intestin grêle. (Voir fig. page 19.)

Les anneaux *mûrs*, rejetés à l'extérieur avec les selles, se détruisent promptement et les œufs qu'ils contiennent, mis en liberté, sont disséminés çà et là; comme chez beaucoup d'autres vers, ils paraissent jouir, malheureusement, d'une remarquable résistance aux différentes causes de destruction.

La longueur du *ver solitaire* est considérable; chez l'adulte, on l'a vu atteindre et dépasser *dix mètres* (on a même parlé de vingt mètres !) Le nom de ver *solitaire* ne nous semble pas très juste, nous le trouvons inexact, car il existe des cas, qui ne sont pas très rares, où l'on a rencontré chez le même sujet plusieurs de ces animaux.

DEUXIÈME PARTIE

Troubles occasionnés par les Lombrics. Symptômes auxquels on reconnaît leur présence.

La muqueuse intestinale est rarement malade, — nous avons eu déjà l'occasion de le dire, — malgré la présence des *lombrics*. Il peut arriver, cependant, qu'elle s'irrite et les petits malades éprouvent, dans ce cas, d'assez violentes coliques et de la diarrhée. Certaines mamans sont mêmes pénétrées de ce fait que ces coliques et cette diarrhée se montrent surtout lors de la *nouvelle lune*. Nous voulons bien leur accorder cette particularité, qui n'a été l'objet d'aucune remarque de notre part. La diarrhée, dans ces cas de *meurtrissure intestinale*, peut être constituée par des déjections glaireuses et sanguinolentes.

Vers pelotonnés. — Il advient, parfois, que les *lombrics*, pelotonnés, s'entassent dans une anse intestinale et le cours des matières est momentanément interrompu. Lorsque cet état persiste (ce qui peut arriver chez les gens négligents qui hésitent

à appeler le médecin), on voit apparaître des symptômes analogues à ceux de l'*étranglement intestinal*. Un purgatif d'huile de ricin ou d'amandes
douces réussit en général très bien à expulser ce
bouchon vermineux, après quoi tout peut rentrer
dans l'ordre. Mais pour que les *lombrics* soient
facilement expulsés, il faut qu'ils se trouvent dans
le gros intestin, car il n'en est pas de même lorsqu'ils ont des idées de voyages.

Leur présence dans l'estomac s'accompagne de
symptômes très pénibles. Elle s'accuse par des pi-
cotements au niveau de l'estomac *(à l'épigastre),*
par une petite toux continuelle, des envies de vomir et même des vomissements au milieu desquels
le ou *les lombrics* apparaissent, causant un sentiment d'horreur bien légitime aux pauvres enfants
qui n'ont pas été soignés assez à temps pour pouvoir
expulser ces tristes hôtes avec les matières fécales.

Au moment de cette expulsion des *ascarides* par
le haut, l'un d'eux peut s'introduire dans l'un des
orifices naturels qu'il rencontre sur son passage.
On en a vu être rejetés par les *narines,* d'autres
sortir par une *oreille;* certains auteurs affirment
même en avoir vu qui avaient traversé le canal
nasal pour se montrer dans le *grand angle de l'œil.*

Vers pénétrant dans les bronches. — Mais le
cas le plus fâcheux est lorsqu'un de ces vers pé-
nètre jusque dans les voies respiratoires pendant
la vie; il en résulte, presque toujours, une suffoca-
tion mortelle. Davaine rapporte quatorze observations de ce fait empruntés à différents auteurs.

Dans un seul cas, l'expulsion du *ver* par la toux empêcha une terminaison funeste. Le *ver* a, le plus souvent, été trouvé occupant encore le larynx ou la trachée.

L'enfant atteint d'*ascarides lombricoïdes,* se plaint de douleurs au niveau et autour du nombril; son ventre est souvent gonflé, il a de fréquentes envies de vomir, la langue est sale, l'haleine repoussante (on dit communément que l'enfant *sent les vers*); on constate de la diarrhée, de la bouffissure des traits du visage; les yeux sont cernés, les pupilles dilatées, et il y a des alternatives d'appétit dévorant et de dégoût des aliments. L'enfant a des démangeaisons continuelles au nez, qu'il frotte avec insistance, même inconsciemment, pendant la nuit, tout en dormant.

Terreurs nocturnes. — Son sommeil n'est pas tranquille, il se tourne et se retourne sur sa couche, a des rêves, des cauchemars, des terreurs *(terreurs nocturnes);* si on le regarde attentivement, on remarquera que ses paupières ne sont qu'imparfaitement closes; il grince des dents et se plaint de douleurs vagues dans les membres.

Examen des matières fécales. — Lorsque tous ces symptômes existent, il est rare qu'en examinant les selles on ne découvre quelques *lombrics;* si l'on n'en rencontre pas, l'enfant *en a néanmoins.* Comment, alors, faire cesser tous les doutes ? — En priant un pharmacien ou un chimiste d'examiner les déjections de vos enfants, Mesdames. Comme il s'agit de ce que vous avez de plus cher au monde, de ces petits êtres que vous devez entourer de vos soins incessants, il ne vous répugnera pas, nous en sommes convaincu, dès que vous soupçonnerez la présence des *ascarides,* de porter une petite quantité des matières de vos enfants au pharmacien de votre quartier. Celui-ci examinera ces matières au *microscope* qui lui révèlera la présence d'œufs en nombre très variable. Ce seront là, vous le comprendrez, des signes absolument certains, vous permettant d'employer de suite un vermifuge.

Si le microscope vous rend le service de vous apprendre que votre enfant *a des vers,* il vous rendra celui de vous dire lorsqu'il en sera débarrassé; la disparition des œufs indiquera, en effet, que l'expulsion est complète.

Convulsions de vers. — De véritables névroses, (style fin de siècle), ont été attribuées à la présence des *vers* dans les intestins et, dans ce cas, il y a, certainement, une grande irritation de la muqueuse intestinale.

Parmi ces névroses, les plus fréquentes sont les *convulsions* que tout le monde appelle les *convulsions de vers,* bien que les *vers* ne soient pas toujours les seuls coupables, car il faut tenir compte de l'état de débilité de l'enfant, de sa susceptibilité nerveuse, du régime excitant auquel on le soumet parfois, des habitudes d'*intempérance* (le mot n'est pas trop fort), (café, eau-de-vie, liqueurs, vin pur), que des parents peu intelligents peuvent lui avoir données. Dans tous les cas, indépendamment des médicaments antispasmodiques, on doit toujours avoir recours aux *vermifuges* dont nous donnerons plus loin la nomenclature et dont quelques-uns ne peuvent qu'être salutaires aux jeunes enfants.

Troubles occasionnés par les Oxyures vermiculaires. Symptômes auxquels on reconnaît leur présence.

L'action *locale* des *oxyures vermiculaires* est des plus incommode, mais aussi, des plus incontestable. Logés, nous l'avons dit, dans les replis de la muqueuse rectale, ils pullulent et se régénèrent avec une étonnante rapidité. Leur présence se révèle par un prurit violent, une intense démangeaison autour de l'anus. Dans quelques cas, même, ce prurit est intolérable et arrache des cris aux enfants. Quoi de plus douloureux, en effet, qu'une démangeaison continue et combien sont à plaindre, plus encore qu'à blâmer, les parents ignorant les règles les plus élémentaires de la propreté, qui grondent, comme nous en avons vu des exemples, de pauvres petits êtres parce qu'ils se grattent continuellement! Qu'on les guérisse alors, que l'on s'inquiète de ce qui cause leur tourment et, quand ils seront guéris, ils ne *se gratteront plus!*

Prurit occasionné par les Oxyures. — Ce symptôme de prurit autour de l'anus s'observe surtout le soir, lorsque l'enfant est dans son lit depuis quelques instants. C'est à ce moment, en effet, que les *oxyures* sortent du rectum; ils se livrent à des mouvements désordonnés que semblent favoriser la chaleur douce du lit et l'état de repos relatif de l'enfant. Celui-ci ne s'endort souvent qu'après deux ou trois heures de souffrances, ne cessant de porter les mains au siège de la démangeaison, ce qui augmente son mal au lieu de l'apaiser. Parfois, au réveil, il n'y paraît plus rien, mais la démangeaison recommencera le soir, et à la même heure.

Jeunes mères, qui nous lisez et qui pouviez ignorer jusqu'à ce jour ce qui causait cette agitation insolite de vos enfants, examinez maintenant, avec attention, la marge de leur anus, vous la trouverez rouge, enflammée; dites alors aux petits patients de faire quelques efforts comme pour aller à la garde-robe et vous apercevrez la muqueuse gonflée et souvent même enduite d'un mucus sanguinolent; parfois, aussi, vous pourrez découvrir de petits vers blancs minuscules dans les replis de l'anus. *Ce sont des oxyures.*

Plus de difficultés, alors; vous êtes assurées de la cause de l'énervement de vos enfants, vous êtes fixées, vous avez découvert, vous-mêmes, la cause du mal, et, là, vous n'avez aucun besoin de l'analyse au microscope.

Lavements froids calmants pour la nuit. — Vous donnerez un lavement d'eau froide, qui calme presque toujours, et, le lendemain, vous choisirez le vermifuge qui débarrassera votre petit lutin.

Quand l'examen de l'anus n'aura pas révélé la présence des *oxyures*, celui des matières fécales pourra y suppléer. — On y regardera attentivement, le matin et on découvrira nombre de ces petits vers. — Cependant, ils ne se montreront, parfois, qu'après l'emploi du *vermifuge*.

Lorsque les *oxyures vermiculaires* sont très nombreux, comme cela a lieu souvent, les matières des enfants sont souvent liquides, contiennent des mucosités et peuvent être striées de sang.

Migrations des Oxyures. — Reste une question grave, que nous ne pouvons passer sous silence : si ces *vers*, — toujours par suite du manque de soins et de la malpropreté, — envahissent les parties génitales des enfants, et, surtout, des petites filles, ils peuvent occasionner un écoulement provoquant, *en avant*, la même démangeaison qu'en arrière et, de là, aux attouchements libidineux il n'y a qu'un pas, qui est vite franchi, et dont les conséquences sont funestes ! C'est bien le cas de dire : *aux petites causes, les grands effets*.

Ce que nous avons dit des *névroses*, en parlant des *ascarides*, s'applique aussi aux *oxyures vermiculaires*. Mais ils sont bien plus tenaces que les *lombrics ;* expulsés entièrement, ils envahissent, fréquemment de nouveau, la place abandonnée, ce qui fait qu'ils constituent une affection très rebelle aux moyens thérapeutiques.

Ces vers peuvent exercer une influence fâcheuse sur le caractère et la santé des enfants par l'irritation nerveuse répétée qu'ils déterminent. Les *oxyures vermiculaires* s'observent moins fréquemment chez les enfants que les *ascarides lombricoïdes*.

Troubles occasionnés par le Tenia solium ou Ver solitaire. Symptômes auxquels on reconnaît sa présence.

Le *Tenia solium*, rare dans la première enfance, se constate dans la seconde mais est fréquent chez l'adulte. La présence d'un de ces vers dans l'économie peut donner lieu à des phénomènes vraiment étranges. On cite, parmi les observations recueillies à son sujet, l'histoire d'un garçon de neuf ans, atteint d'accès épileptiques très violents et très fréquents. On lui fit prendre des remèdes contre le *ténia ;* il en rendit un de plusieurs mètres de longueur et ses attaques cessèrent. Il a toujours été, depuis, en bonne santé (Brenner).

On cite aussi l'histoire d'une femme aliénée et hystérique, guérie par l'expulsion de deux ténias (Esquirol).

Un homme de quarante ans, d'une robuste constitution, qui avait de violentes attaques d'épilepsie et qui fut délivré après l'expulsion d'un *ténia* (Trousseau). Il est de vulgaire croyance que les enfants ou les adultes atteints du ver solitaire ont un appétit remarquable, qui leur permet de faire de nombreux repas par jour, en conservant la facilité d'être toujours prêts à se mettre à table. On dit même communément d'un fort mangeur : « Quel appétit ! Il doit avoir le ver solitaire !... » Il n'y a rien de moins vrai que cette croyance.

Cucurbitaires. — Le *tenia solium* occasionne des troubles analogues à ceux que nous avons décrits en parlant des *lombrics*. Il produit des coliques qui reviennent par périodes, laissant entre elles un calme relatif; il y a souvent du dévoiement et l'on remarque dans les selles des séries d'anneaux que l'on nomme *cucurbitaires* (nous l'avons déjà dit) de leur ressemblance avec des grains de courge. Les enfants atteints de *ténia*, peuvent trouver parfois, en dehors des évacuations, des anneaux qui se détachent et tombent dans le fond de leur pantalon.

Il y a des alternatives d'appétit et d'inappétence; le malade éprouve un besoin de manger sans avoir faim, ce qu'on nomme vulgairement des *défaillances,* sentiment de vacuité dans l'estomac. Les digestions sont longues et pénibles, il y a des troubles de la vue, de la tristesse, des maux de tête, un picotement dans la région du ventre. Le pouls peut être accéléré ou ralenti; il n'est pas rare, ainsi que les exemples cités le prouvent, d'assister à de fréquentes crises de nerf, et l'expulsion même de longueurs appréciables de *cucurbitaires* n'amène aucun soulagement dans la santé des sujets atteints du *ténia*.

Tête du ténia. — Il est très remarquable, que si les autres *vers* peuvent être rendus en véritables boules ou paquets pour cesser d'exister définitivement dans les intestins des enfants, le *ténia*, lui, est à redouter tant que la *tête* n'a pas été rendue. Or, cette *tête* est très petite comparativement aux anneaux du *ver ;* il faut donc la rechercher attentivement afin d'être bien sûr que le malade est enfin débarrassé de cet *hôte* qui ne le quitte que par morceaux — on pourrait dire : à regret.

Résumons-nous et disons que, quand on verra un enfant, n'ayant jamais expulsé de *lombrics* ou d'*oxyures*, se plaindre de douleurs au ventre, vives et agaçantes, avoir de la diarrhée, des vomissements; quand il surviendra des accidents généraux tels que des syncopes, des paralysies partielles, des battements de cœur, des suffocations et des convulsions, on devra toujours examiner avec soin les déjections qui pourront fort bien dénoter la présence d'anneaux de *ténia*. Là encore, une fois fixée, la mère pourra de suite, appliquer le traitement.

TROISIÈME PARTIE

Traitements scientifiques, remèdes populaires pouvant amener l'expulsion des Vers et redonner la santé à l'enfant.

Nous avons peut-être été, déjà, taxé de monotonie par nos lectrices qui auront remarqué que nous avions tenu à respecter l'ordre dans lequel nous avions annoncé, au début de ce petit livre, que nous examinerions les questions se rattachant aux *vers*. Qu'on nous pardonne ce rigorisme. Ce n'est pas un roman que nous écrivons non plus qu'un recueil d'anecdotes, c'est un travail sérieux en son ensemble qui n'intéressera que les mères — et elles sont nombreuses — qui gardent leurs enfants près d'elles.

Nous sommes arrivé à la partie la plus intéressante pour ces jeunes mères dont nous parlons, après la description des symptômes auxquels on reconnaît les différents *vers*.

Nous croyons devoir dire successivement quels sont les traitements à faire suivre aux enfants : pour les débarrasser des *lombrics*, ensuite des *oxyures*, et enfin du *ténia*.

Les remèdes populaires sont innombrables, mais, presque toujours incendiaires pour les voies digestives ; aussi n'en citerons-nous que quelques-uns, choisis parmi les meilleurs. Il en est de très simples, et, disons-le, de vraiment efficaces. Nous laissons à nos intelligentes lectrices le soin de choisir ceux qui leur conviendront le mieux et qu'elles trouveront le plus en harmonie avec les goûts — souvent bien variés, — de leurs enfants.

Remèdes à employer contre les Ascarides lombricoïdes.

Les remèdes capables d'expulser les *vers* qui vivent dans les intestins des enfants ne possèdent pas, pris en particulier, la propriété d'agir sur toutes les espèces de *vers*.

Ceux qu'on emploie contre le *ténia,* par exemple, ne gêneront en rien les *ascarides*, et les remèdes qui tuent sûrement les *ascarides* n'empêcheront pas le *ver solitaire* de vivre.

Un des moyens que nous employons le plus habituellement pour expulser les *lombrics* est le suivant :

Tablettes de santonine. — Nous faisons prendre à l'enfant, selon son âge, une, deux ou trois tablettes de chocolat à la santonine, telles que les délivrent les pharmaciens dans toutes les villes. Ces tablettes contiennent, en général, de 1 à 5 centigrammes de principe actif. (BOUCHUT prétend qu'on peut donner autant de fois 5 centigrammes que l'enfant a d'années). Règle générale, les petits enfants les acceptent sans répugnance, le chocolat masquant le goût du remède, et ayant les sympathies de l'enfance. Nous faisons continuer l'usage de ces tablettes (dose minima : une le matin, une à midi, une le soir) pendant trois jours, et, le matin du quatrième jour, nous donnons une purgation d'huile de ricin, la meilleure et la plus efficace dans ce cas. Mais là se présente parfois une difficulté. Les enfants gâtés — vous savez qu'il en est, Mesdames ? — se refusent obstinément à avaler l'huile. Usez alors de quelques subterfuges, donnez-la dans de la bière, ou mélangez-la à du lait ou à du bouillon chaud en y ajoutant un jaune d'œuf permettant d'émulsionner le tout. — Si vous avez eu soin *de ne pas parler d'huile*, l'enfant acceptera très volontiers ce que vous le prierez de boire. Nous mélangeons aussi l'huile — sans jaune d'œuf cette fois, — à parties égales d'eau et de sirop d'orgeat ou de groseilles.

Ce moyen très simple des tablettes de santonine suivies d'un purgatif huileux réussit à merveille. Comme dose d'huile de ricin, jusqu'à trois ans nous ne dépassons pas 12 grammes; de trois à sept, nous donnons 20 grammes ; à partir de sept ans, nous arrivons à 30 grammes.

Mousse de Corse.— La *Mousse de Corse* produit aussi de bons résultats. On peut en faire bouillir, toujours selon l'âge de l'enfant, de 5 à 20 grammes pour un grand bol d'eau, que l'on sucre et que l'on donne en plusieurs fois. La poudre s'administre par paquets de 1 gramme, à raison de 2 ou 3 paquets par jour. Le sirop de mousse de Corse s'administre aux doses de 20 à 60 grammes.

Voici une bonne formule préconisée par le Dr Dujardin-Beaumetz :

> Mousse de Corse...   30 grammes
> Eau bouillante   160   —

faire infuser une heure : passer, exprimer et ajouter :

> Sirop ....   30 grammes

A prendre en deux ou trois fois le matin.

Nous donnons cette formule comme *type*. La dose de 30 grammes, pour un enfant, serait trop élevée et devrait être abaissée, suivant l'âge, à celles que nous avons données, mais sans dépasser 20 grammes.

On peut aussi donner de 4 à 16 grammes de mousse de Corse dans du lait sucré.

Semen-contra. — Le *Semen-contra* s'emploie journellement (c'est de là que vient la *Santonine*). On peut, sans crainte, l'administrer à la dose de 60 centigrammes à 1 gr. 50, en plusieurs fois, et en faisant toujours suivre son administration d'un purgatif huileux. La *Santonine* demande à être administrée avec précaution, car elle peut causer dé véritables empoisonnements lorsqu'elle séjourne dans l'estomac. Le purgatif huileux est là pour empêcher ce danger.

Racine de grenadier. — La *Racine de grenadier* jouit aussi de quelques faveurs.

Le Dr Monin, dans son nouveau formulaire, conseille, pour les adultes, le lavement suivant :

Décocté de racines de grenadier. 300 gr.
Glycérine pure.................... 20 —
Extrait d'absinthe............. 50 centigr.
Gomme-gutte................... 50 —
Jaune d'œuf................... N° 1

F. S. A.

On doit faire précéder l'administration de ce lavement d'un lavement d'eau simple. Les doses devraient être, bien entendu, diminuées pour un enfant en bas-âge.

Nous ne sommes que médiocrement partisan des lavements, quand il s'agit d'expulser des *ascarides lombricoïdes*, lesquels, nous l'avons vu, peuvent habiter tout le tube digestif. Le lavement ne visite qu'une portion de l'intestin et se trouve arrêté à un certain niveau que l'on nommait jadis la *barrière des apothicaires*. Il peut donc, en dehors de cette barrière, exister des *vers* qui ne seront pas atteints par le liquide vermicide. Mieux vaudront donc toujours les remèdes parcourant tout le tube digestif.

Elixir de Boullay. — Les mamans qui désireraient avoir chez elle une bonne préparation pouvant se conserver pendant quelque temps et leur servir en cas de besoin, pourront faire préparer l'*Elixir de Boullay*, dont voici la composition :

Sirop de sucre	100 gr.
Vin blanc	25 —
Mousse de Corse	30 —
Alun	10 centigr.
Cochenille	5 —

F. S. A.

On en donne une ou deux cuillerées à soupe, le matin, dans du lait.

Amers, Absinthe, Quassia-amara. — Les amers de toutes sortes rendent aussi des services. Mais il vaudra mieux en faire prendre deux ou trois infusions légères par jour, — quand on rencontrera des enfants faciles, — que de donner, comme nous l'avons vu faire, des infusions concentrées d'absinthe absolument nauséabondes et dépassant le but que l'on se propose. On emploiera aussi les infusions légères de *quassia-amara* ; la teinture de quassia, à la dose de 30 grammes pour un litre de bon vin rouge, dont l'enfant prendra deux verres à liqueur par jour, au moment des repas, constituera une préparation simple et salutaire que l'on pourra continuer, sans crainte, pendant un mois ou deux.

On aura soin de bien cuire les viandes que mangeront les enfants et de les saler assez largement. On supprimera les salades et les fruits.

Nous terminerons en disant un dernier mot concernant la *Santonine*. Elle a, parfois, le léger inconvénient de faire voir les objets colorés en jaune ; de plus, certains tempéraments nerveux sont fortement impressionnés par ce médicament. Nous recommanderons donc, à nouveau, aux mères de famille, de ne pas dépasser les doses que nous avons indiquées, sous peine de voir se produire des accidents de nature à les inquiéter et à incommoder leurs enfants très sérieusement.

Remèdes à employer contre les Oxyures vermiculaires.

Ces *vers* sont quelquefois bien difficiles à chasser définitivement.

Lavements divers. — Nous avons eu a nous louer des lavements de décoction de feuilles d'eucalyptus globulus, de quassia-amara, d'eau légèrement salée, de santonine (20 à 30 centigrammes dans 120 grammes d'eau de chaux).

Le Dr Ellis vante les lavements avec : eau de chaux, 120 grammes, et teinture de perchlorure de fer, 2 à 4 grammes. — Nous les mentionnons sans pouvoir les recommander, ne les ayant pas employés. L'auteur conseille d'administrer, en même temps que ces lavements, une poudre laxative (calomel et scammonée ou jalap).

Certains médecins se sont, aussi, bien trouvés des lavements d'eau sucrée; d'autres préconisent l'eau froide, l'eau vinaigrée, l'eau légèrement savonneuse. On voit qu'il y a du choix.

Formule du Dr Dujardin-Beaumetz. — Le Dr Dujardin-Beaumetz a donné la formule suivante, mais qui s'applique encore aux adultes :

Glycérine neutre....... 2 cuill. à soupe
Eau.................... 250 grammes

Pour les enfants, remplacer les cuillers à soupe par des cuillers à café.

Assa fœtida. — L'*assa fœtida*, bien nommée à cause de sa mauvaise odeur, fait rendre de nombreux *oxyures*. Il en faut de 2 à 5 grammes que l'on émulsionne en les battant avec un jaune d'œuf, comme s'il s'agissait d'une crème. On a eu soin, préalablement, de préparer une décoction de feuilles de guimauve — un quart de litre environ ; — on mélange le tout et on donne en lavement tiède.

Calomel (Dr Jules Simon.) — Le Dr Jules Simon conseille, comme remède interne, 10 centigrammes de santonine et, immédiatement après, 50 centigrammes de *calomel*.

Au risque de passer pour un pusillanime, nous confesserons que nous n'employons pas le calomel dont nous n'avons pas parlé au chapitre des remèdes à opposer aux *ascarides,* parce que nous trouvons ce remède dangereux à administrer. S'il était seul à pouvoir agir efficacement, nous l'emploierions, comme d'autres le font, mais, puisque nous avons sous la main des remèdes tout aussi actifs, nous le laisserons à ses partisans.

Dans le traitement des oxyures vermiculaires, on remarquera qu'autant nous avons peu parlé des lavements comme moyen de combattre les *ascarides,* autant nous les indiquons contre les oxyures, et ce, parce que ces *vers* ne vivent que dans le rectum, au voisinage de l'anus, ce qui fait que les vermifuges pris par la bouche ont moins d'effets, étant décomposés par les sucs digestifs avant d'arriver jusqu'aux *vers* qu'il faut détruire. Les lavements, au contraire, agissent sur eux *directement* et leur efficacité est incontestable.

Formules du Dr Monin. — Le Dr Monin, déjà cité, conseille :

Infusion de tanaisie..   1 verre
Glycérine...........   de 1 à 3 cuillerées
Sirop simple........   2 cuillerées
     pour un lavement.

S'il ne produit pas d'effet, il dit de donner, pendant quelques jours, de petites doses de *santonine* (tout comme pour les *ascarides*), et de demander au pharmacien de faire de petits suppositoires composés avec :

Beurre de cacao......   q. s.
Onguent napolitain...   de 5 à 25 centigr.
pour introduire dans l'anus, le soir.

Il sera bon, ajoute-t-il, de laver, soir et matin, l'anus de l'enfant avec de la liqueur de Van Swieten que l'on trouve à bon compte chez les pharmaciens. Ce sont là de très bons moyens, ainsi que l'on pourra s'en assurer.

Enfin, du même auteur, voici encore une formule de lavement qui contient du calomel, mais que nous approuvons, parce qu'il n'a pas à se mélanger aux sucs digestifs :

Infusion de valériane.   100 grammes
Jaune d'œuf..........   N° 1
Calomel ....   20 centigrammes
Résorcine............   5   —
     F. S. A.

Tous ces lavements doivent être pris le soir, au moment, nous l'avons vu, où les douleurs sont les plus vives, par suite des migrations et des mouvements des *oxyures.*

Onguent mercuriel (du Dr Germain Sée.) — Le professeur Germain Sée se contente d'un moyen très simple, qui consiste à introduire profondément dans le rectum un peu d'onguent mercuriel simple.

Personnellement, surtout pour notre clientèle des campagnes, nous nous sommes toujours servi avec succès des lavements d'infusions d'*absinthe.* Le remède est bien simple et nous conseillons d'y avoir recours. Nous employons aussi les lavements de *suie* (30 grammes pour 100 grammes d'eau), d'eau camphrée (1 ou 2 grammes pour 100 grammes d'eau), en additionnant ce dernier lavement d'une cuillerée à dessert d'huile d'olives.

Nous sommes persuadé qu'avec ces larges indications, toute mère, attentive et sérieuse, n'aura que l'embarras du choix pour arriver à débarrasser son enfant ou ses enfants des *oxyures vermiculaires,* dès qu'elle aura reconnu leur présence.

Remèdes à employer contre le Ténia.

Ce qu'il faut obtenir c'est l'expulsion de la *tête* du *ver* : condition essentielle de la guérison.

Un des meilleurs remèdes préconisés est la *fougère mâle.*

Fougère mâle. — Quand on a reconnu dans les selles la présence d'anneaux de ténia, on prévient l'enfant qu'il devra se laisser docilement soigner et écouter attentivement les conseils qu'on a à lui donner. Car ici, nous avons besoin d'une préparation, c'est-à-dire que la veille du jour où on administre le médicament, le malade doit garder la diète, au moins pendant toute la seconde moitié de la journée. Or, il n'est pas toujours aisé de parler raison à un petit estomac habitué à recevoir fréquemment des aliments ! On promettra des récompenses ; si le caractère de l'enfant est difficile, on agira par la crainte en affirmant que le *ver*, si on ne l'expulse, prendra des dimensions énormes et finira par étouffer sa victime.

Le remède une fois absorbé, le matin, dès que les coliques se feront sentir, on aura soin que les selles soient rendues dans une chaise percée contenant de l'eau tiède, ce qui rendra plus facile la recherche de la tête du ténia et l'empêchera de se briser aussi vite.

Confiture à l'extrait de fougère mâle. — Voici une préparation qui se présente sous la forme d'une confiture et que les enfants acceptent volontiers. On la donne, en deux ou trois fois, avec une petite cuiller.

Extrait éthéré de fougère mâle.	de 4 à 6 gr.
Sucre.......................	8 grammes.
Gélatine....................	quant. suffis.

pour obtenir une gelée de consistance ordinaire.

Autre moyen : Faire prendre, tous les matins, pendant huit jours, 8 grammes de racines de fougère mâle en poudre dans 120 grammes d'eau de tilleul, et, deux heures après, un peu d'huile de ricin.

C'est là un moyen peut-être radical mais qui lasse l'enfant par sa continuité. Mieux vaut agir vite, quitte à être un peu énergique.

(Docteur Hérard), potion à la fougère mâle. Encore la fougère mâle :

Cette formule est liquide et tout aussi acceptable que la gelée indiquée plus haut :

Eau de menthe..................	100 grammes
Teinture éthérée de fougère mâle	de 1 à 4 gr.
Gomme arabique..............	quant. suffis.
Sirop d'éther............	30 grammes.

F. S. A.

Une heure après, purgation avec limonade de Rogé ou huile de ricin.

Cette préparation préconisée par Hérard, nous a bien réussi, à diverses reprises.

Ecorce de grenadier. — On emploie aussi *l'écorce de grenadier.* Elle se donne aux enfants à la dose de 15 à 40 grammes, dans une potion sucrée et aromatisée au goût des malades.

Semences de courge. — Vient ensuite la *semence de courge mondée.* On en fait une pâte avec du sucre ou on la donne à la dose de 20 à 30 gr. dans un looch blanc, dans du miel ou du lait sucré. On aura toujours soin de donner ensuite le purgatif huileux.

(Récamier), semences de citrouille. — Récamier dit avoir employé avec succès une méthode suivie aux îles de France et de Bourbon et qui consiste à faire prendre à jeun de 16 à 60 grammes d'une pâte faite avec des *semences de citrouille fraîches*, à faire boire par dessus un verre d'émulsion de *chênevis*, et, au bout de deux heures, une potion purgative avec parties égales, d'huile de ricin et de sirop de fleurs de pêcher. Le chênevis ne serait pas indispensable. Un purgatif léger pris avant serait favorable.

Importance de l'expulsion de la Tête. — Nous insistons encore une fois sur ce fait que le *ver solitaire* doit être expulsé *en entier* et on n'aura l'assurance de son expulsion que lorsque la *tête* aura été trouvée dans les matières rendues. Cette recherche étant très délicate et réclamant une grande habitude, il serait bon de réunir tout ce qui ressemblerait aux anneaux ou *cucurbitaires* et de les porter à un pharmacien-chimiste qui aurait tous les moyens voulus pour rechercher avec succès cette fameuse *tête* plus petite que les plus petits anneaux.

Un détail : il peut arriver que, lors de l'expulsion, le *ténia* ne sorte qu'à moitié, qu'il reste *pendant*. — C'est alors que les mères, témoins de ce fait, ne devront jamais essayer de l'extraire en opérant des tractions ; elles engageront l'enfant à rester sur la garde-robe et à attendre sa sortie.

Nous indiquerons enfin pour mémoire le *kousso*, la teinture de *kamala*, le *tannate de pelletiérine*, *la noix de coco*.

Nous voulions avant tout faire connaître les

remèdes peu coûteux, à la portée des petites bourses; les vieux remèdes ont du bon, quoi qu'on dise, et quant à l'efficacité se trouve joint le bon marché il ne faut pas chercher plus loin.

Nous terminerons en parlant, comme nous l'avons annoncé, des *remèdes populaires,* connus de bien du monde et qu'on est convenu de faire prendre aux enfants contre tous les vers sans distinction.

Remèdes populaires employés contre les Vers.

Il existe deux préjugés fâcheux qui sont universellement répandus dans les villes et dans les campagnes. Le premier c'est que la lune exerce une grande influence sur les vers, et il est même des mères auxquelles il serait parfaitement inutile d'affirmer que les *remèdes à vers* n'ont pas plus d'action à la pleine lune qu'au dernier quartier. Les préjugés sont, en général, trop forts pour être déracinés; ils se perpétuent à travers les générations.

— Attendez donc, Mesdames (nous vous l'avons déjà permis), telle phase de la lune qui vous conviendra pour agir, mais permettez au praticien de vous dire que vous êtes des superstitieuses de mère en filles, car où trouverait-on l'origine de ces vieux adages?

Le second préjugé mérite, à notre avis, d'être sérieusement combattu. Nous voulons parler des *vers consommés.*

Vers consommés. — Que de fois ne nous est-il pas arrivé, quand nous demandions si un enfant avait rendu des vers, d'entendre la mère nous répondre : « Jamais il ne les rend autrement que *consommés!* »

Quand on est jeune médecin et qu'on sort des hôpitaux où presque jamais il n'est question de *vers intestinaux,* ces mots de vers *consommés* vous rendent rêveur, et vous saisissez la première occasion pour demander que l'on vous montre ce dont on vous parle.

On reconnaît alors que l'on a affaire à de la diarrhée provenant, d'une part, de l'irritation produite par certains remèdes donnés de façon intempestive, et, d'autre part, par des parcelles d'aliments incomplètement digérés, comme cela arrive si souvent chez les enfants qui ne se donnent pas la peine de mastiquer suffisamment. — De vers *consommés* il n'en existe que dans l'imagination de la maman.

On comprend, alors, ce que cette méprise peut avoir de fâcheux. L'enfant auquel ont été administrés des remèdes à vers, n'en avait, souvent, aucun besoin, n'ayant présenté que des symptômes d'embarras gastrique fébrile dont seraient venus facilement à bout un purgatif et deux ou trois doses légères de quinine. La mère a cru que cette diarrhée de nature inflammatoire était salutaire à son enfant et elle recommencera fréquemment, dès l'apparition du moindre malaise, à redonner de ses remèdes qui finiront par occasionner, à un moment donné, une véritable *entérite.*

Mesdames, rayez de votre carnet, le chapitre des

vers consommés. On ne digère pas les vers; l'enfant qui en a les rend entiers, quand il s'agit d'*ascarides* ou d'*oxyures;* quant au *ténia,* nous savons comment il révèle sa présence.

Oignon. — Un remède populaire employé en certaines parties de la France consiste à découper un oignon que l'on fait macérer pendant toute une nuit dans un quart de litre d'eau. Le matin, on presse les morceaux d'oignon et on fait boire le liquide à jeun. On recommence pendant trois ou quatre matins de suite, en se servant toujours d'un nouvel oignon.

Autre remède.

Eau miellée. — On prend une grande cuillerée de miel que l'on fait bouillir dans un quart de litre d'eau et on boit chaud ou froid. Les *vers,* heureux de se trouvor dans une atmosphère sucrée, se gorgent de ce liquide ; on recommence encore le lendemain et, le surlendemain, on donne au petit patient une infusion d'*absinthe,* non sucrée, qui est un poison pour les *vers.* Ils *doivent* périr et être expulsés.

Nous avouons que ce passage de « l'ambroisie au fiel » nous paraît un peu dur pour l'enfant obligé d'avaler ce breuvage, mais nous ne voulons influencer personne.

Ail. — Si nous avons parlé de l'oignon, nous ne devons pas oublier l'ail, car cette petite plante bulbeuse jouit de grandes faveurs dans le public.

A l'usage externe, on en fait des colliers qui, paraît-il, sont souverains, mais ont une odeur bien repoussante !...

Lait à l'ail. — A l'intérieur, on fait bouillir deux gousses d'ail dans une tasse de lait. L'enfant boit cette décoction en trois fois.

Suie. — La tisane d'armoise, d'absinthe, de fenouil, la suie délayée dans de l'eau constituent autant de remèdes populaires journellement employés.

A notre avis, si ces remèdes ne sont pas absolument efficaces, ils ne peuvent pas nuire, mais nous réprouvons absolument ces coutumes barbares que l'on ne déracinera pas de longtemps, dans la Bretagne surtout, et dans certaines campagnes, et qui consistent à forcer un pauvre petit être à boire un verre entier de son urine, à donner de l'alcool pur appelé : eau vulnéraire, en assez grandes quantités ou avec de la suie. Ce sont là de véritables remèdes *incendiaires* et, maintes fois, appelé près d'enfants qu'on nous disait être tombés en : *convulsions de vers*, nous constations des crises nerveuses produites par l'ivresse !

Nous terminerons ici la nomenclature des remèdes populaires. Il en est, certainement, bien d'autres, mais ils ne méritent pas de nous arrêter.

APPENDICE

Hygiène de l'Enfant atteint de Vers intestinaux

Si nous nous sommes bien fait comprendre, vous vous êtes bien pénétrées de ce fait, Mesdames, qu'il a fallu rendre *toxique* le milieu où vivaient les *vers*, de façon à les détruire avant de les expulser. En maintes circonstances, vous aurez à combattre les accidents dont ils auront été la cause. Vous devez redonner à vos enfants des forces, de l'appétit et de la gaieté.

Avant tout, vous vous abstiendrez de leur faire boire des eaux stagnantes et impures ; vous préférerez l'eau de source, et, d'une manière générale, l'eau *filtrée*.

Vous donnerez, autant que vos moyens pourront vous le permettre, des boissons extraites de fruits, telles que le vin et le cidre, ou préparées à une haute température, comme le thé, pourvu que vous en donniez peu à la fois, car boire beaucoup est mauvais pour tout le monde et en particulier pour l'enfant.

Vous aurez soin de bien cuire les viandes faisant la base de leur alimentation et supprimerez les salades, toujours mal digérées par les jeunes estomacs. Les fruits seront mangés très mûrs, pelés ou, mieux, cuits. — Le raisin très mûr sera permis après le repas.

Il ne faudra, surtout, jamais négliger les soins de propreté. Un bain entier, à peine tiède, sera nécessaire deux fois par semaine.

La chambre de l'enfant sera claire, bien sèche, aérée, chaque jour, pendant deux heures au moins; elle sera exposée au soleil levant.

A la débilité, vous opposerez les toniques, les préparations ferrugineuses, le phosphate de chaux, qui a une si grande action sur la consolidation des os. Les amers ne seront pas négligés : la teinture de gentiane redonnera de l'appétit, les infusions de prêles des champs, de feuilles de sureau, de baies de genièvre serviront à nettoyer les reins et la vessie et préviendront l'ingestion des helminthes.

A l'issue des bains et des ablutions, nous avons coutume de recommander les frictions tout le long de la colonne vertébrale, les reins et les articulations avec la *solution d'essence de Pin d'Autriche de Mack,* qui se trouve dans toutes les bonnes pharmacies et s'emploie directement avec la main, sans linge. Les bains résineux sont aussi indiqués une fois par mois et préviennent les douleurs articulaires. *Le Bain de Pin d'Autriche de Mack* (un demi-flacon pour un bain) est parfait. Il a le double avantage de fortifier les muscles, qu'il assouplit, et d'avoir des émanations résineuses salutaires aux bronches.

Notre but n'est pas de faire un cours complet d'hygiène. Aussi arrêterons-nous ici notre plume et notre travail.

Les quelques pages que l'on vient de lire ont été

écrites, malgré de nombreuses interruptions occasionnées par les exigences impérieuses de la clientèle médicale.

Nous avons, avant tout, voulu faire profiter nos aimables lectrices de l'expérience que nous avons puisée chaque jour au chevet de nos petits malades; nous le répéterons, en finissant, c'est pour les *mères de famille* — à quelque classe qu'elles appartiennent — et non pour le public médical que nous avons écrit ce petit ouvrage.

Qu'on nous pardonne le peu d'élégance de notre style; nous n'avons cherché que la clarté.

C'est pour son enfant que la femme ouvre tout son cœur; c'est en apprenant à le soigner elle-même qu'elle se réservera pour l'avenir un droit de plus à son affection.

FIN

Janvier 1894.

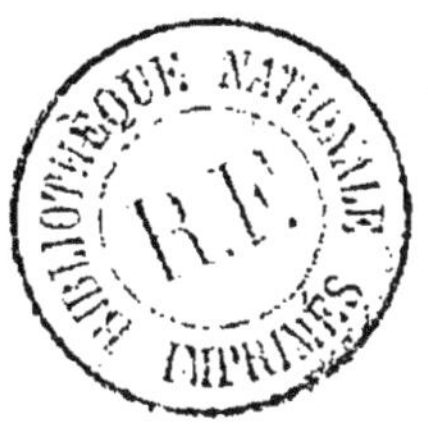